BEI GRIN MACHT SICH IHR
WISSEN BEZAHLT

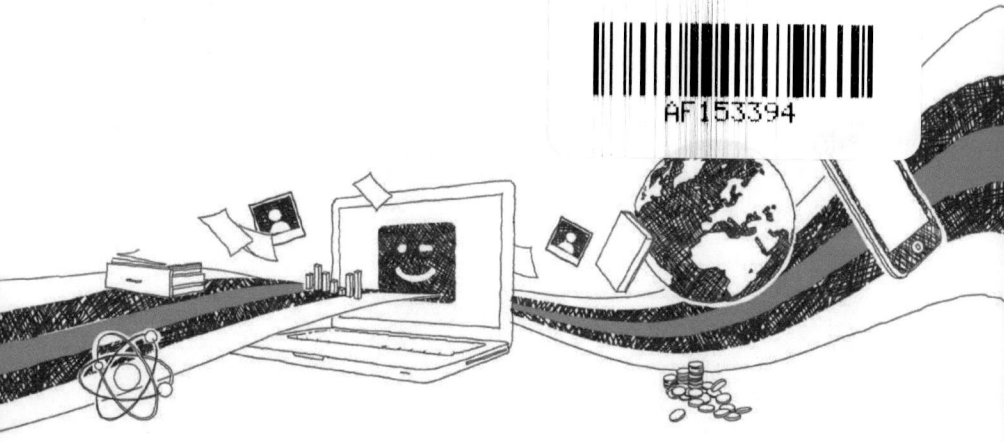
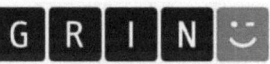

Hyaluronsäureapplikation bei Gonarthrose. Eine effektive Therapie bei Knorpelschaden

Sonja Driesner

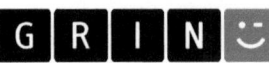

Bibliografische Information der Deutschen Nationalbibliothek:

Die Deutsche Nationalbibliothek verzeichnet diese Publikation in der Deutschen Nationalbibliografie; detaillierte bibliografische Daten sind im Internet über http://dnb.d-nb.de abrufbar.

ISBN: 9783346575784
Dieses Buch ist auch als E-Book erhältlich.

Druck und Bindung: Books on Demand GmbH, Norderstedt Germany
Gedruckt auf säurefreiem Papier aus verantwortungsvollen Quellen

Das vorliegende Werk wurde sorgfältig erarbeitet. Dennoch übernehmen Autoren und Verlag für die Richtigkeit von Angaben, Hinweisen, Links und Ratschlägen sowie eventuelle Druckfehler keine Haftung.

Das Buch bei GRIN: https://www.grin.com/document/1161310

„Gonarthrose - Die intraartikuläre Hyaluronsäureapplikation ermöglicht eine effektive, konservative Therapie bei mäßigem bis mittelschwerem Knorpelschaden"

Sonja Driesner

München

Einreichungsdatum: 29.08.2021

Inhaltsverzeichnis

Abkürzungsverzeichnis

Abb.	Abbildung
AWMF	Arbeitsgemeinschaft der Wissenschaftlichen Medizinischen Fachgesellschaften
BMI	Body-Mass-Index
GKV	Gesetzliche Krankenversicherung
HA	Hyaluronsäure
IAHA	Intraartikuläre Hyaluronsäureapplikation
IGeL	Individuelle Gesundheits-Leistung
NSAID	non-steroidal anti-inflammatory drug
NASR	nichtsteroidales Antirheumatikum
OA	Osteoarthrose
OARSI	Osteoarthritis Research Society International
TEP	Totalendoprothese

Abbildungsverzeichnis

Abstract Deutsch

Zwischen dem 30. und 50. Lebensjahr sind bereits bei etwa 50% der Bevölkerung Arthrosezeichen am Kniegelenk nachweisbar. Damit gehören die Kniegelenke zu den Gelenken des Körpers, welche am häufigsten durch eine Arthrose betroffen sind. Im steigenden Alter zeigt sich eine rapide Zunahme dieser Erkrankung, wobei das weibliche Geschlecht im Allgemeinen häufiger betroffen ist. Der chronische Verlauf ohne Aussicht auf Heilung bedeutet eine Herausforderung bei der Behandlung und fordert in der Arzt-Patientenbeziehung ein langfristiges Vertrauen. Eine große Bedeutung in der nicht operativen Therapie hat in den letzten Jahren die intraartikuläre Hyaluronsäureapplikation (IAHA) erlangt. Diese Behandlung trägt folglich dazu bei, die Lebensqualität von Patienten mit diagnostizierter Gonarthrose zu verbessern. Experten sind sich jedoch bisher nicht einig darüber, wie erfolgversprechend diese Therapieoption wirklich ist und bei welchen Patienten sie eine effektive Anwendung finden kann. Bereits seit Jahren werden zahlreiche Analysen zu diesem präsenten Thema durchgeführt. Ziel dieser Arbeit ist es, anhand des aktuellen Standes der wissenschaftlichen Literatur verschiedenster Online-Datenbanken ein konkretes Ergebnis zur Effektivität der IAHA Therapie, vor allem bei mäßigem bis mittelschwerem Knorpelschaden darzulegen.

Abstract Englisch

Between the ages of 30 and 50, signs of osteoarthritis can already be detected in the knee joint in about 50% of the population. This makes the knee joints one of the segments of the body most frequently affected by osteoarthritis. With increasing age, there is a rapid increase in this disease, with the female sex generally being affected more frequently. The chronic course with no prospect of cure means a challenge in treatment and demands long-term trust in the doctor-patient relationship. In recent years, intra-articular hyaluronic acid application (IAHA) has gained great importance in non-surgical therapy. This treatment consequently helps to improve the quality of life of patients diagnosed with gonarthrosis. However, experts have not yet agreed on how promising this therapy option really is and in which patients it can be effectively applied. Numerous analyses have already been carried out on this present topic for years. The aim of this paper is to present a concrete result on the effectiveness of IAHA therapy, especially in moderate to moderately severe cartilage damage, based on the current state of the scientific literature from various online databases.

1. Einleitung

Die Arthrose ist unumstritten eine der häufigsten Krankheitsbilder der Orthopädie. Mit zunehmender Lebenserwartung im Laufe der letzten Dekaden wurden degenerative Veränderungen an großen und stark belasteten Gelenken zunehmend verzeichnet. Gemäß statistischen Erhebungen leiden In Deutschland etwa fünf Millionen Erwachsene unter den Beschwerden einer Osteoarthrose (OA). Diese Erkrankung kann im Prinzip jedes Gelenk befallen, zeigt aber eine hohe Prävalenz der Knie-, Hüft-, und Fingergelenke. Da die Gonarthrose eine multifaktoriell bedingte Erkrankung ist, welche zu einem Umbau der Gelenkstrukturen und zum fortschreitenden Verlust des Gelenkknorpels führt und dadurch Schmerzen, Schwellungen, Steifheit und Funktionseinschränkungen der betroffenen Bereiche mit sich bringt, hat sie eine hohe sozialmedizinische Bedeutung.

Die kausale Behandlung der Kniearthrose ist nach aktuellem medizinischem Wissensstand bisher nicht möglich, weshalb in den letzten 20 Jahren vor allem die intraartikuläre Applikation von chondroprotektiven Substanzen, wie der Hyaluronsäure (HA), als konservative Behandlungsoption in den Frühstadien der Gonarthrose zunehmend auf positive Resonanz stößt. Dieses visköse Produkt ist ein natürliches Element des Knorpels und der Synovia, kann inzwischen jedoch auch synthetisch hergestellt werden. Durch die intraartikuläre Injektionstherapie dieses Präparates (Viscosupplementation) soll eine Linderung der Arthrose bedingten Symptome herbeigeführt und der Erhalt der Gelenkfunktion begünstigt werden. Doch wie ausgeprägt ist die Wirkung dieses teuren Präparates wirklich und in welchen Stadien der Arthrose kann die IAHA eine effektive Behandlungstherapie darstellen?

Anliegen dieser Arbeit ist es, die Wissenschaft und den klinischen Nutzen der Viscosupplementation bei Kniearthrose zu untersuchen, um anschließend eine klare Aussage zur Indikation, vor allem in Bezug auf die verschiedenen Arthrosestadien treffen zu können. Durch eine Darstellung, Analyse und Auswertung verschiedener Studien von unterschiedlichen Online-Datenbanken wird die These „Gonarthrose - Die intraartikuläre Hyaluronsäureapplikation ermöglicht eine effektive, konservative Therapie bei mäßigem bis mittelschwerem Knorpelschaden" interpretiert und geklärt.

1.1. Definition Gonarthrose

Die Kontaktflächen der drei Knochen des Kniegelenkes (Femur, Tibia und Patella) sind mit einer mehreren Millimeter dicken, elastischen, weißlichen, sehr glatten Knorpelschicht überzogen. Diese hyaline Schicht besteht aus lebendigen Knorpelzellen (Chondrozyten), die in ein stützendes Matrixgewebe eingebettet sind. Sie produzieren die Grundsubstanz des Knorpelgewebes aus Kollagen und Proteoglykanen. Alle Gelenkflächen des Kniegelenkes werden von der Gelenkkapsel umhüllt, deren Innenschicht die Membrana synovialis darstellt. Diese Struktur bildet eine viskose, fadenziehende, klare Flüssigkeit, die Synovialflüssigkeit/Synovia. Ihre Hauptbestandteile sind Wasser, Proteine und Hyaluronsäure. Die Synovia dient als Schmiere des Gelenkes und hat zusätzlich eine stoßdämpfende Aufgabe. Zudem ist sie für die Ernährung des Gelenkknorpels verantwortlich, welcher bekanntlich avaskulär ist und sich deshalb nicht selbstständig mit Nährstoffen versorgen kann. Durch die alltägliche Bewegung des Kniegelenkes wird dessen Knorpelschicht wie ein Schwamm zusammengepresst. Dabei erfolgt die Aufnahme der nährenden Synovia durch Diffusion über die Chondrozyten. Im steigenden Alter verschlechtert sich jedoch die Ernährungssituation der Knorpelzellen durch Strukturveränderungen der Synovialkapillaren. Hinzu kommt, dass eine genetische Komponente, altersbedingte Veränderungen des Gelenkes, mechanische Belastungen, akute und chronische Überlastungen und enzymatische Faktoren wie Gelenkinfektionen oder rheumatoide Arthritis zu einer Zerstörung des Knorpels führen können (Niethard, Pfeil, Biberthaler, 2017). Diese progressive Zerstörung, welche als degenerative Erkrankung des Kniegelenkes unter Mitbeteiligung der Gelenkstrukturen, Bänder, Knochen, synovialer und fibröser Gelenkkapsel, sowie periartikulärer Muskulatur gekennzeichnet ist, wird als Gonarthrose definiert und beruht allgemein auf einem Missverständnis zwischen Belastungsfähigkeit des Gelenkes und täglich einwirkender Strapazierung. Aufgrund der heterogenen Ätiologie der Gonarthrose, ist eine einheitliche Beschreibung der resultierenden pathogenetischen Vorgänge nicht möglich (I care Krankheitslehre, 2020). Diese Erkrankung ist somit multifaktoriell bedingt und führt zu einem fortschreitenden Umbau der Gelenkstrukturen mit daraus resultierender Knorpeldestruktion, welche klinisch durch die allmähliche Entwicklung von fluktuierenden Gelenkschmerzen, Schwellung, Steifheit und Bewegungsverlust gekennzeichnet ist. Die Gonarthrose ist eine häufige Erkrankung mit einer hohen Prävalenz bei über 60-Jährigen, wobei das weibliche Geschlecht bevorzugt betroffen ist (Webb, Naidoo, Medical, 2018). Ein Röntgenbild des Kniegelenkes gibt Auskunft über Art, Progredienz und Prognose des Gelenkschadens.

Die radiologische Klassifikation der Gonarthrose erfolgt in den AWMF Leitlinien nach Kellgren und Lawrence folgendermaßen:

Stadium 0	Keine Arthrosezeichen
Stadium 1	Geringe subchondrale Sklerosierung. Keine Osteophyten. Keine Gelenkspaltverschmälerung.
Stadium 2	Geringe Gelenkspaltverschmälerung. Beginnende Osteophytenbildung. Angedeutete Unregelmäßigkeit der Gelenkflächen.
Stadium 3	Ausgeprägte Osteophytenbildung. Gelenkspaltverschmälerung. Deutliche Unregelmäßigkeit der Gelenkflächen.
Stadium 4	Ausgeprägte Gelenkspaltverschmälerung bis zur vollständigen Destruktion. Deformierung/Nekrose der Gelenkpartner.

1.2. Definition Hyaluronsäure

Hyaluronsäure ist ein Polysaccharid, vielmehr ein Glykosaminoglykan, mit einem Molekulargewicht von 4 - 10 Millionen. Es handelt sich hierbei um ein natürlich im Organismus vorkommendes Makromolekül, bestehend aus zwei miteinander verknüpften Untereinheiten ((1,3) - verknüpftes N-Acetyl-D-Glukosamin- (GlcNAc) und (1,4) - verknüpfte ß-D-Glukuronsäure)) (Heisel, A.L., (2019). Dieser hochmolekulare Aminozucker kommt vor allem dort vor, wo Wasser gespeichert und Grenzflächen beschichtet werden müssen. So findet man HA im Kammerwasser und im Glaskörper des Auges, in der Grundsubstanz der Haut und in den Synovialgelenken, in welchen sie als wesentlicher Bestandteil der extrazellulären Matrix und der Gelenkflüssigkeit dient. Die wasserbindende Hyaluronsäure und ihre Polymere halten die Gelenkflüssigkeit viskos und agieren somit als Schmiermittel im Gelenk, welches die Gleitfähigkeit der Gelenkflächen unterstützt. Ein gesundes Kniegelenk enthält ungefähr 2 ml Synovialflüssigkeit mit einer HA-Konzentration von 2,5 - 4,0 mg/ml (Webb, D., Naidoo, P., Medical, P., 2018). Seit mehr als 20 Jahren wird die HA industriell hergestellt und dient unter anderem zur Behandlung der Gonarthrose.

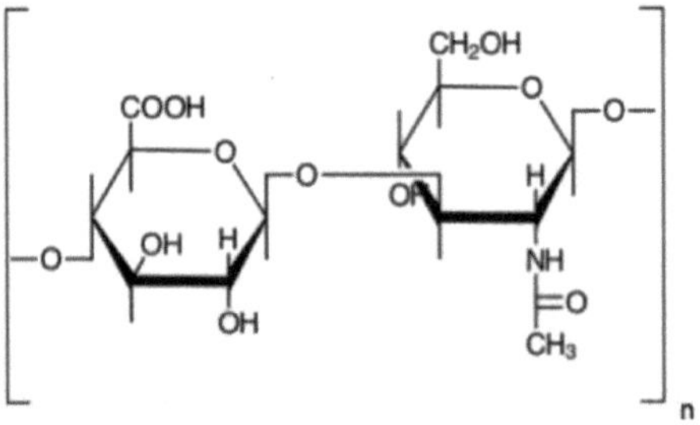

Abb. 1: Strukturformel der Hyaluronsäure (Summenformel: (C14H21NO11))
(Heisel, A.L., 2019).

1.3. Intraartikuläre Hyaluronsäureinjektion bei Gonarthrose

Durch Entzündungen, degenerative Veränderungen oder nach Verletzungen sinkt die Verfügbarkeit der Hyaluronsäure im Gelenk. Die Therapiemethode der Viscosupplementation ist in der Lage diesen Verlust teilweise zu kompensieren. Um einen möglichst guten Effekt dieser Behandlung zu erzielen, muss zwischen der Anwendung von langkettiger (hochmolekularer) und kurzkettiger (niedermolekularer) HA unter-schieden werden. Das hochmolekulare Produkt bindet an den noch vorhandenen Gelenkknorpel, erhöht dadurch langfristig die Gleitfähigkeit im Gelenk und ergänzt dessen Funktion. Seine Anwendung empfiehlt sich eher im reizfreien Gelenk. Bei aktivierter Arthrose im akut schmerzhaftem Zustand wird hingegen die Injektion des kurzkettigen Produktes bevorzugt (Gelenkklinik, 2021). Beim Vorgang der Injektionen und bei den Kontraindikationen sollte den Empfehlungen der Fachgesellschaften (AWMF online, Intraartikuläre Punktionen und Injektionen, 1998) gefolgt werden. Eine hohe Prävalenz hat hier die strikte Beachtung der Asepsis bzw. der Desinfektion der Injektionsstelle im Wisch- oder Sprühverfahren. Zu den wesentlichen vorwiegenden Kontraindikationen zählen Hautschäden oder Infektionen in der Umgebung der Injektionsstelle oder eine erhöhte Blutungsneigung. Da Hyaluronsäure eine körpereigene Substanz ist, sind allergische Reaktionen durch das Produkt sehr selten. Die allgemeinen Nebenwirkungen werden weitestgehend durch Schmerzen oder Schwellung definiert. Infektionen im Gelenk treten nur sehr selten auf. Für den Eingriff sollte sich der Patient in Rückenlage begeben (Gelenkklinik, 2021). Der behandelnde Arzt injiziert die HA aus einer Fertigspritze direkt durch die desinfizierte Haut in das Kniegelenk. Hierbei stellt sich der laterale Zugang in Höhe der Patellamitte mit retropatellarer Injektion (Abbildung 2) mit einer

Trefferquote von 93% als optimaler Eintrittsort in das Kniegelenk dar. Ein positiver Neben-
effekt speziell dieser Injektionsstelle ist zudem, dass die schmerzhafte Injektion in den
Hoffa-Fettkörper vermieden wird (Engelhardt, M., 2003).

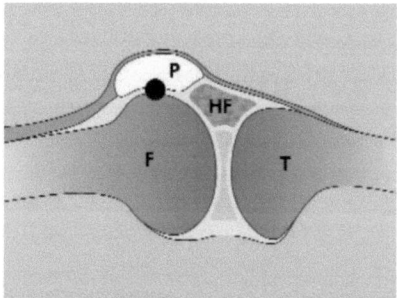

Abb. 2: Retropatellare Injektion bei lateralem Zugang (F = Femur, T = Tibia, P = Patella,
HF = Hoffa-Fettkörper, schwarzer Punkt = Eintrittsstelle), (Engelhardt, M., 2003).

Nach der Erstbehandlung kann die Injektion mit HA mehrfach erfolgen, solange der Patient
davon profitiert. Zu den positiven Effekten dieser konservativen Arthrose Therapie des
Kniegelenkes gehören unter anderem die Verbesserung der Beweglichkeit, eine Schmerzlinderung und eine höhere Belastbarkeit mit einhergehender Zunahme der maximalen
Gehstrecke des Patienten. Da intraartikuläre Injektionsbehandlungen mit Hyaluronsäure
generell nicht zu den Regelleistungen der Gesetzlichen Krankenversicherungen (GKV)
zählen, müssen die Kosten für die Behandlung von den Patienten selbst übernommen werden. Meist wird diese Therapiemethode von den Ärzten als Individuelle Gesundheits-Leis-
tung (IGeL) angeboten. Die Kosten sind hierbei abhängig vom jeweils angewendeten Produkt und liegen im Durchschnitt zwischen 40 und 80 Euro pro Injektion. Die Behandlung
der Gonarthrose mit HA gilt als eine symptomorientierte Therapie und hängt stark vom
Arthrosegrad des Kniegelenkes ab. Sie behandelt die Symptome der Erkrankung - nicht
die Ursachen. Hyaluronsäure wirkt also nicht kausal gegen den Knorpelverschleiß, verbes-
sert dennoch vor allem im frühen bis mittleren Arthrosestadium die Lebensqualität der Patienten (Institut für Allgemeinmedizin Frankfurt, 2006).

2. Material

Im folgenden Abschnitt wird die Durchführung der Literaturrecherche illustriert. Zur analytischen Darstellung der aufgestellten These „Gonarthrose - Die intraartikuläre Hyaluronsäureapplikation ermöglicht eine effektive, konservative Therapie bei mäßigem bis mittelschwerem Knorpelschaden" wurden folgende fünf Online-Datenbanken verwendet: Die eREF des Thieme Verlages, die Suchfunktion der Internetsuchmaschine Google, Leitlinien der Arbeitsgemeinschaft der Wissenschaftlichen Medizinischen Fachgesellschaften (AWMF), eine Richtlinie der Osteoarthritis Research Society International (OARSI), sowie die englischsprachige, wissenschaftliche, textbasierte Meta-Datenbank PubMed. Beginnend wurden die beiden Fachbücher: „I care Krankheits-lehre" aus dem Jahr 2020 und „Duale Reihe Orthopädie und Unfallchirurgie" von Niethard, F., Pfeil, J. und Biberthaler, P. der eREF des Thieme Verlages als Quellen für diese Arbeit ausgewählt. Sie erschienen zusammen mit 66 anderen Ergebnissen über die Eingabe der Begriffe „Hyaluronsäure Gonarthrose" über die Suchfunktion und wurden nach ausführlicher Durchsicht von den ursprünglich insgesamt 68 gezeigten Quellen als einzige zutreffende dieser Recherche bewertet und deshalb ausgewählt. Die beiden oben genannten Bücher dienten lediglich als Basis eines gewissen Anteils der medizinischen, vor allem anatomischen und physiologischen Grundlagen dieser wissenschaftlichen Arbeit. Sie wurden, ebenso wie die AWMF Leitlinie „Krankenhaus- und Praxishygiene: Intraartikuläre Punktionen und Injektionen: Hygienemaßnahmen" aus dem Jahr 1998, welche lediglich für die Anleitung zur Durchführung intraartikulärer Injektionen bedeutsam war, nicht wie die nun folgenden zehn anderen Quellen, für die Bearbeitung der Analyse der hier aufgestellten These verwendet. Ein Großteil der selektierten Literatur konnte über die Internetsuchmaschine Google beigetragen werden. Nach Eingabe der Stichwörter „Die intraartikuläre Hyaluronsäure Behandlung der Gonarthrose" wurden die drei ersten erscheinenden Quellen direkt in die Literaturrecherche aufgenommen, da sie exakt den gesuchten Kriterien entsprachen. Zu den drei Ergebnissen zählen die Datei „IGeL-Helfer, Intraartikuläre Injektion von Hyaluronsäure" des Institutes für Allgemeinmedizin Frankfurt, der Artikel „Die intraartikuläre Hyaluronsäurebehandlung der Arthrose" von Engelhardt, M. aus dem Jahr 2003, sowie die Angaben des Berichtes „Hyaluronsäure bei Arthrose und Gelenkentzündung" von der Website der Gelenkklinik. Durch die anschließend eingefügten Suchbegriffe: „Dissertation Hyaluronsäure bei Gonarthrose" in der Google Suchfunktion zeigten sich die ersten beiden Darstellungen als besonders geeignet für die Bearbeitung der These für diese Arbeit und wurden deshalb zusätzlich ins Quellenverzeichnis aufgenommen. Hierbei handelt es sich um folgende zwei Dissertationen: „Hyaluronsäure intraartikulär bei Gonarthrose – Katamnestische Erhebung

zur Effizienz" von Heisel, Annemieke Lydia aus dem Jahr 2019 und „Ergebnisse einer prospektiven randomisierten Studie zur Wirksamkeit hochvernetzter Hyaluronsäure bei der Behandlung der Gonarthrose" von Auerbach, Babette. Die gemeinnützige, wissenschaftliche
Organisation OARSI treibt die Forschung zur Prävention und Behandlung von Arthrose
voran und fördert sie zudem. Deren Richtlinie „guidelines for the non-surgical management
of knee, hip, and polyarticular osteoarthritis aus deren offiziellen Zeitschrift „Osteoarthritis
and Cartilage" aus dem Jahr 2019 mit den Hauptautoren Bannaru, R. R., Osani, M.C. und
Vaysbrot, E.E erwies sich deshalb ebenfalls als geeignete Literatur und wurde daher in der
Literaturrecherche ergänzt. Eine der bedeutsamsten Aufgaben der AWMF ist die Erarbeitung von Empfehlungen und Resolutionen der medizinischen Wissenschaft. Ihre Online-
Leitlinie „Gonarthrose" aus dem Jahr 2018 bietet somit eine optimale Grundlage für allge-
meine medizinische Vorgehensweisen zur Diagnosesicherung dieser Erkrankung bis hin
zu verschiedenen Schemata der Behandlungsoptionen. Dementsprechend wurde auch sie
zum Bestandteil der unterstützenden Quellen. Der letzte, aber ebenfalls sehr bedeutsame
Anteil der Fachliteratur stammt von der Meta-Datenbank PubMed. Über die erweiterte
Suchfunktion mit den zusätzlichen Einschlusskriterien „10 years, free full text, clinical trial,
meta-analysis, review" ergab sich eine Auswahl von 53 Ergebnissen. Nach ausführlicher
Analyse und Durchsicht dieser Vorschläge wurden die ersten beiden und die 24. Publikation herausgefiltert und dienten dadurch ebenfalls als Grundlage für die Darstellung der
These „Gonarthrose - Die intraartikuläre Hyaluronsäureapplikation ermöglicht eine effektive, konservative Therapie bei mäßigem bis mittelschwerem Knorpelschaden." Bei diesen
drei PubMed Erscheinungen handelt es sich zu einem um den Artikel „viscosupplementation for knee osteoarthritis: a focus on Hylan G-F 20" des akademischen Verlages „Dovepress" von den Hauptautoren „Webb, D., Naidoo, P. und Medical, P., zum anderen um die
Publikation „Brazilian consensus statement on viscosupplementation of the knee (cobravi)"
aus der Zeitschrift „Acta Ortopédica Brasileira" und letzteres um die Überprüfung „Intra-
articular hyaluronic acid in the treatment of knee osteoarthritis: a Canadian evidence-based
perspective" aus der begutachteten Open-Access-Zeitschrift „Therapeutic Advances in
Musculoskeletal Disease" der Autoren „Bhandari, M., Bannuru, R.R. und Babins, E.M. aus
dem Jahr 2017. Durch die Angliederung dieser drei Quellen konnte die Literaturrecherche
abgeschlossen werden.

3. Methode

Das Institut für Allgemeinmedizin Frankfurt hat es sich mit seinem Artikel „IGeL-Helfer, Intraartikuläre Injektion von Hyaluronsäure" zur Aufgabe gemacht, über die Erkrankung der Gonarthrose mit der Therapieoption „Viscosupplementation" aufzuklären. Hier wird unter anderem auf das Erkrankungsbild allgemein, auf die Definition der HA, deren Anwendung am Kniegelenk und auf die Kosten des Eingriffs eingegangen. Durch die Auswertungen von zahlreichen Studien und Metaanalysen kann eine aussagekräftige Angabe zu den Risiken, Komplikationen und Erfolgen dieser Therapiemethode erzielt werden. In der Deutschen Zeitschrift für Sportmedizin informiert der Autor Engelhardt, M. in seinem Beitrag „Die intraartikuläre Hyaluronsäurebehandlung der Arthrose" über die Grundlagen der Erkrankung des degenerativen Verschleißes des Kniegelenkes, über die Indikationen, die Durchführungsmöglichkeiten, den therapeutischen Nutzen und die Komplikationen des Eingriffs einer intraartikulären Hyaluronsäureapplikation. Durch die Auswertung von seriösen, wissenschaftlichen Quellen kann der Autor in diesem Artikel schlussendlich eine klare Nutzen-Risiko-Einschätzung abgeben. Die Orthopädische Gelenk-Klinik stellt auf deren Homepage in dem Beitrag „Hyaluronsäure bei Arthrose und Gelenkentzündung" eine Übersicht auf, in der mit einer Prävalenz auf den Eingriff an sich, mit dessen Nutzen und der Kosten, auf die Kontraindikationen sowie Nebenwirkungen, die Wirkungsweise, mögliche Alternativen und auf zahlreiche Studienergebnisse zur Anwendung der HA eingegangen wird. Bei der Dissertation „Hyaluronsäure intraartikulär bei Gonarthrose - Katamnestische Erhebung zur Effizienz" von Heisel, A. I. handelt es sich um eine Auswertung einer aus den Jahren 1994 bis 2014 umgesetzten Studie eines Krankengutes der orthopädischen Abteilung der Fachklinik Hohenurach in Bad Urach. Dabei wurden 170 Patienten mit symptomatischen Gonarthrosen in einen Versuch eingeschlossen, bei welchem insgesamt 317 intra-artikuläre Hyaluronsäureapplikationen (an 216 verschiedenen Kniegelenken) durchgeführt wurden. Einer deskriptiven Statistik ist zu entnehmen, dass die teilnehmenden Probanden im Hinblick auf den Body-Mass-Index (BMI), den Arthrosegrad und die Arthroselokalisation des betroffenen Kniegelenkes, das Alter und das Geschlecht analysiert wurden. Die Auswertung der Behandlung wurde sechs Monate nach der jeweiligen Injektionstherapie gezogen. Ziel der Dissertation „Ergebnisse einer prospektiven randomisierten Studie zur Wirksamkeit hochvernetzter Hyaluronsäure bei der Behandlung der Gonarthrose" von der Autorin Auerbach, Babett war es, die Sauerstoffinsufflationstherapie mit der hochvernetzten Hyaluronsäuretherapie als mögliche konservative Gonarthrosebehandlungen miteinander zu vergleichen, um deren therapeutischen Wert zu analysieren. Hierfür wurden in einem Zeitraum von April bis August 1999 Daten aus dem Waldkrankenhaus Bad Düben,

Fachkrankenhaus für Orthopädie für eine randomisierte, prospektive Studie zu Grunde gelegt. Insgesamt wurden 111 Patienten durch intraartikuläre Injektionen und zusätzliche physikalische und physiotherapeutische Maßnahmen behandelt. Voraussetzung für die Teilnahme an der Studie war ein arthroskopisch gesicherter Knorpelschaden. Die Auswertung erfolgte in exakt definierten Abständen, jeweils nach den durchgeführten Eingriffen der beiden Therapieoptionen. Die Intention des Artikels der OARSI aus dem Jahr 2019 von R.R. Bannuru, M.C. Osani und E.E. Vaysbrot war die Aktualisierung und Erweiterung früherer Richtlinien der Osteoarthritis Research Society International durch die Entwicklung patientenorientierter Behandlungsempfehlungen bei Knie-, Hüft-, und polyartikulärer Osteoarthritis. Hierfür wurde von Anfang bis Juli 2018 eine hochwertige, systematische Suche in allen relevanten Datenbanken durchgeführt. Die Leitlinie der AWMF soll praktikabel sein und unter anderem Schlüsselempfehlungen zur Behandlung der Gonarthrose mit IAHA geben. Hochwertige Metastudien liefern Auskunft über diese teilweise kontrovers diskutierte Therapieoption. Aufgabe der AMWF war es darüber hinaus, diese Injektionsmethode zu erklären und sie in den Vergleich mit anderen konservativen Behandlungsmethoden zu setzen, um ein Resümee einiger Behandlungsmöglichkeiten der Gonarthrose zu ziehen. Der Beitrag „Viscosupplementation for knee osteoarthritis: a focus on Hylan G-F 20" untersucht die Wissenschaft und den klinischen Nutzen der IAHA bei Kniearthrose. Dabei wird genauer auf die pathologischen Mechanismen der Arthrose eingegangen und die Wirkung von ergänzter exogener HA und dessen Effekte auf die Nozizeption beschrieben. Die Absicht dieses Beitrags liegt darin, die Wirksamkeit der Viskosergänzung eindeutig zu definieren, indem auf die Studien, die sich auf diese Therapie beziehen, ausführlich eingegangen wird. Für die Erarbeitung des Artikels „Brazilian consensus statement on viscosupplementation of the knee (cobravi)" wurde ein multidisziplinäres Gremium, bestehend aus sechs Orthopäden, zwei Sportmedizinern, zwei Rheumatologen und vier Physiotherapeuten aufgrund ihrer akademischen und klinischen Erfahrung mit der Viscosupplementation ausgewählt. Deren Auftrag war es, sechzehn vorbereitete Aussagen zu dieser Therapiemethode zu diskutieren. Anschließend wurde eine Abstimmung durchgeführt, bei welcher jedes Mitglied auf einer Likert-Skala einen Wert von null bis zehn angeben musste, welcher den Grad der Zustimmung zur Aussage angab. Die Zusammenfassung aller ausgewerteten Statements ergab ein Referenzdokument, welches der Behandlung der Kniearthrose mit einer intraartikulären Injektion von HA dient und Schlüsselaspekte wie klinische Indikationen, Wirksamkeit und Verträglichkeit abdeckt. Die Publikation „Intra-articular hyaluronic acid in the treatment of knee osteoarthritis: a Canadian evidence-based perspective" der Zeitschrift „Therapeutic Advances in Musculoskeletal Disease" handelt von der Auswertung einer umfassenden Beurteilung von acht Metaanalysen, welche im Zeitraum Januar 2012 bis Januar 2016 durchgeführt wurde. Eine multidisziplinäre Gruppe von sieben kanadischen Spezialisten (zwei Rheumatologen, zwei Experten für Sportmedizin, drei orthopädische Chirurgen und ein klinischer Wissenschaftler) trafen sich anschließend um die Erkenntnisse zu prüfen. Inhaltlich fokussiert sich der Artikel hauptsächlich auf die Effektivität, die Sicherheit, sowie den allgemeinen Stellenwert der Viscosupplementation.

4. Ergebnisse

Das Institut für Allgemeinmedizin Frankfurt kommt in seinem Artikel zu dem Ergebnis, dass die IAHA bei leichter mit mittelschwerer Gonarthrose nach einer durchschnittlichen Behandlungseinheit von drei bis fünf Injektionen positive Effekte auf die Beschwerdeintensität und auf die Gelenkfunktion hat. Daraus kann eine Schmerzlinderung und eine verbesserte Beweglichkeit resultieren. Dieser Zustand hält unterschiedlich lange an, teils wenige Wochen bis zu einem Jahr. Der Autor Engelhardt, M. gibt als Fazit ebenfalls deutlich reduzierte Gelenkschmerzen und eine dadurch einhergehende Zunahme der Beweglichkeit der Gelenke an. Insgesamt wurden durch die Viscosupplementation bei 80% der Patienten mit zweit,- bis drittgradigem Knorpelschaden sehr zufriedenstellende Behandlungsergebnisse erzielt. „Die Begleitwirkungen der Hyaluronsäurebehandlung sind in aller Regel lokal und äußern sich in Form von passageren und sich spontan zurückbildenden Rötungen, Schwellungen und Schmerzen am behandelnden Gelenk", heißt es hier bei der Ergebnisauswertung der IAHA. Auch die Gelenkklinik stimmt diesen Erkenntnissen zu. So wird beschrieben, dass die Injektionsbehandlung mit hochvernetzter HA ins Kniegelenk in den frühen Arthrosestadien zu einer Verbesserung der Beschwerden, einer höheren Belastbarkeit des betroffenen Gelenkes und zu einer Zunahme der maximalen Gehstrecke führt. Auffrischende Injektionen können je nach Verlauf und Arthrosegrad in bestimmten Intervallen, beispielsweise nach neun bis zwölf Monaten sinnvoll sein. Ebenfalls ein nennenswertes Resultat dieses Artikels ist, dass das Anlagern der hochmolekularen Hyaluronsäure an die rissige Knorpeloberfläche den Knorpelverschleiß aufhalten kann. Heisel, Annemieke schließt in den Auswertungen ihrer Dissertation auf den zusätzlichen Nutzen der Viscosupplementation als Zweitstrategie bei nicht ausreichender Effizienz, bei Kontraindikationen oder der Notwendigkeit einer Dauermedikation von non-steroidal anti-inflammatory drugs (NSAID). Auch hier wird in der Ergebnisauswertung bei moderater bis mittelschwerer Gonarthrose ein zufriedenstellender Erfolg mit weitgehender Beschwerdefreiheit über etwa 6 Monate in 67,8% der Fälle angegeben. Einfluss auf das Behandlungsergebnis hatten Faktoren wie das Lebensalter, der Arthrosegrad des betroffenen Kniegelenkes, sowie der Body-Mass-Index des Patienten. Auerbach, Babett stellt das Injizieren von Hyaluronsäure in Form von Fertigspritzen als eine praktikable ambulante Therapiemethode der Osteoarthrose des Kniegelenkes mit daraus resultierender „Schmerzreduktion in Ruhe und bei Belastung für die nachgewiesene Dauer eines Jahres dar. Hier ist vor allem die gute analgetische Wirksamkeit des Präparates, auch bei der Therapie höhergradiger Knorpelschäden hervorzuheben." Folgt man den Richtlinien der OARSI, kann die Therapie mit HA im arthrotisch veränderten Kniegelenk eine mittelfristige Behandlungsoption darstellen, da hierbei ein günstiges Sicherheitsprofil besteht und eine Symptomverbesserung über 12 Wochen hinaus assoziiert ist. Die Leitlinien der AWMF beziehen sich in ihren Ergebnissen der Metaanalysen auf eine Konsenszustimmung von 89% wenn es um die Behandlung der intraartikulären HA Therapie des Kniegelenkes geht und ein Einsatz von nichtsteroidalem Antirheumatikum (NSAR) kontraindiziert ist, oder diese als alleinige Therapieoption nicht ausreichend wirksam sind. Auf einen kurzen Zeitraum betrachtet scheint die Corticosteroid Therapie hinsichtlich der Schmerzreduktion zwar effektiver, für den längerfristigen Erfolg, vor allem nach der 8. Woche, zeigte allerdings die alleinige Injektion von HA ins Kniegelenk eine größere Wirkung. Der Schlussfolgerung des Artikels „Viscosupplementation for knee osteoarthritis: a focus on Hylan G-F 20" ist zu entnehmen, dass die HA die Schmerzen, Steifigkeit, Funktion und Symptome der Arthrose verbessern und dadurch die Zeit bis zum operativen Knie-Totalersatz hinauszögern kann. Durch das Hinzufügen des exogenen HA Präparates ins Kniegelenk, kann die endogene Produktion der viskösen Flüssigkeit gefördert werden, welche die Knorpelregeneration stärkt. Auch hier werden die reduzierte Entzündungsreaktion, mit dadurch einhergehender Verbesserung der Symptome der Arthrose und die partielle Verhinderung der Degeneration des Knorpels als positive Erfolge der IAHA Therapie beschrieben. Bei der Auswertung der Angaben des Gremiums bezüglich der 16 Statements aus der Publikation „Acta Ortopédica Brasileira" zeigte sich eine Übereinstimmung folgender Aussagen: Die Viscosupplementation hat seine besten Erfolge bei leichter bis mittelschwerer Kniearthrose bei der Anwendung von eher hochmolekularen Produkten. Allgemein hat diese Therapiemethode eine analgetische, entzündungshemmende und chondroprotektive Wirkung, was für die Patienten eine Zunahme der Lebensqualität bedeutet. Eine vorherige oder gleichzeitige Anwendung von intraartikulärem Triamcinolohexacetonid kann gegebenenfalls die Wirkung der HA zusätzlich optimieren. Die zeitgleiche Kombination von rehabilitativen und pharmakologischen Maßnahmen führt ebenfalls zu einer Unterstützung der Behandlung. Der Eingriff an sich ist eher als risikoarm zu betrachten, stellt sich allerdings als kosteneffektiv dar. Die Überprüfung der sieben kanadischen Spezialisten des Artikels „Intra-articular hyaluronic acid in the treatment of knee osteoarthritis: a Canadian evidence-based perspective" ergab eine signifikante Verbesserung der Schmerzen, der Steifigkeit und der Funktion des betroffenen Kniegelenkes nach primär der

Anwendung von hochmolekularer HA Produkten an Patienten mit leichter bis mittelschwerer Arthrose bis zu einem Zeitraum von 26 Wochen.

5. Diskussion

In Deutschland leiden schätzungsweise 4% aller Erwachsener an einer Kniearthrose. Der dabei entstehende Schaden an den Knochen und den Knorpeln lässt sich nach aktuellem medizinischen Wissenstand nicht rückgängig machen. Die konservative Behandlung zielt darauf ab, ein Fortschreiten dieser Erkrankung zu verhindern und die Beschwerden des betroffenen Patienten bestmöglich zu lindern. Bisher wird die Wirksamkeit der nicht-operativen Behandlungsmethode der Gelenkinfiltration mit Hyaluronsäure in der Gesellschaft als sehr umstritten angesehen. Im Rahmen dieser wissenschaftlichen Arbeit wurde deshalb die These „Gonarthrose - Die intraartikuläre Hyaluronsäureapplikation ermöglicht eine effektive, konservative Therapie bei mäßigem bis mittelschwerem Knorpelschaden" aufgestellt, analysiert und nun diskutiert. Den Ergebnissen der hier vorliegenden Metaanalysen ist zu entnehmen, dass sich die IAHA bei leichter bis mittelschwerer Gonarthrose nach einer durchschnittlichen Injektionsserie von drei bis fünf Fertigspritzen als erfolgreiche Behandlungsmethode darstellt. Zu den positiven Erfolgen zählen eine Schmerzreduktion im betroffenen Gelenk, die Abflachung der Beschwerdeintensität, eine Zunahme der maximalen Gehstrecke, sowie eine Verbesserung der Gelenkfunktion, welche den Aktionsradius des Patienten ausbaut und somit zu einer Lebensqualitätssteigerung beiträgt. Dieser Zustand hält meist unterschiedlich lange an. Der hier analysierten Literatur ist zu entnehmen, dass sich das Zeitfenster der Wirkung von teils wenigen Wochen bis zu einem Jahr erstreckt. Auffrischende Injektionen können nach neun bis zwölf Monaten sinnvoll sein, sollte der Patient von dieser Therapieform profitieren. Der Eingriff selbst stellt sich generell als eher risikoarm dar und kann grundsätzlich ambulant durchgeführt werden, weshalb die IAHA als lokale, den Gesamtorganismus nicht belastende Substitutionsbehandlung gesehen wird. Zu den seltenen Komplikationen dieses Eingriffs gehören Rötungen, Schwellungen und Schmerzen am behandelten Gelenk.

Für ein arthrotisch verändertes Kniegelenk existiert bisher kein Medikament, welches die Fähigkeit besitzt, die Knorpelbildung zu verstärken oder sie wieder aufzubauen. Eine Umkehr des degenerativen Prozesses wird somit auch durch die Hyaluronsäureapplikation nicht erreicht. Das hochmolekulare Präparat behebt nicht die Ursache der Erkrankung. HA hält den Knorpelverschleiß teilweise auf, indem es sich an die rissige Knorpeloberfläche anlagert, dort eine schützende Funktion einnimmt und zudem die Knorpelernährung unterstützt. Durch diese Eigenschaft besteht darüber hinaus die Chance, dass der progressive

Vorgang der Gelenkspaltverschmälerung verlangsamt wird. Eine bedeutende Rolle bei der IAHA Therapie spielt folglich auch die biochemische Zusammensetzung des zu injizierenden Präparates und seiner daraus resultierenden jeweiligen Fähigkeiten. Bei der Herstellung des Produktes können verschiedenen Faktoren wie die Höhe des Molekulargewichtes, die molekulare Struktur selbst, die Methode der Vernetzung und das rheologische Verhalten, je nach Hersteller, voneinander abweichen. Aktuell existieren noch zu wenige produktvergleichende Studien um eine Empfehlung für das ein oder andere Präparat auszusprechen. Es hat sich allerdings erwiesen, dass hochmolekulare Produkte im Allgemeinen einen größeren Erfolg für die Standarttherapie versprechen, während die niedermolekularen Präparate vielmehr bei aktivierter Arthrose im akuten Zustand ihre Anwendung finden. Auch die intraartikuläre Corticosteroid Therapie bietet hinsichtlich der akuten Schmerzreduktion einen Erfolg. Im direkten Vergleich zeigte sich jedoch, dass insbesondere acht Wochen nach der intraartikulären Injektion die alleinige Injektion von Hyaluronsäure ins Kniegelenk die größte Wirkung darstellt. Aus den Studien lässt sich ebenfalls schließen, dass die Viscosupplementation als Zweitstrategie in Betracht gezogen werden sollte, wenn eine Dauermedikation mit NSAIDs eine unzureichende Effizienz zeigt oder allgemein kontraindiziert ist. Weiterhin konnte belegt werden, dass die IAHA Therapie ihren größten Erfolg erzielt, wenn zwischen den Injektionsserien eine Kombinationsbehandlung mit physiotherapeutischen Maßnahmen erfolgt. Auch Faktoren wie Lebensalter, der Arthrosegrad des betroffenen Kniegelenkes, oder der BMI des Patienten spielen eine Rolle bei der Wirkung dieser Behandlungstherapie. So ist bei besonders adipösen Patienten, oder bei fortgeschrittenen Stadien der Gonarthrose, mit ausgeprägten Funktionseinbußen und/oder starken, dauerhaften Schmerzen des Gelenkes, generell möglichst von der Viscosupplementationstherapie abzuraten, da sie sich hier als wenig effektiv erweist. In diesen Fällen sollten operative Maßnahmen, wie beispielsweise der vollständige Kniegelenkersatz durch eine Totalendoprothese (Knie-TEP) in Betracht gezogen werden. Ist ein chirurgischer Eingriff infolge multipler oder schwerwiegender Nebenerkrankungen des Patienten zu riskant, oder wird eine chirurgische Intervention durch den Patienten generell abgelehnt, oder aber ist der Betroffene noch nicht bereit für einen prothetischen Kniegelenkersatz, so kann die IAHA (vorerst) als Alternativtherapie zum Einsatz kommen. Dadurch, dass die gesetzlichen Krankenkassen die Kosten der Hyaluronsäure Präparate bisher nicht übernehmen, müssen diese vom Patienten selbst getragen werden. Da für eine effektive Behandlung eine durchschnittliche Injektionsserie von drei bis fünf Fertigspritzen, mit daraus resultierenden Gesamtkosten von 120 bis 400 Euro, notwendig ist, sollte der Kostenfaktor ebenfalls ein Entscheidungskriterium dieser Therapieoption sein. Zusammenfassend lässt sich also darlegen, dass die Anwendung der IAHA Therapie durchaus eine effektive, konservative Therapieoption bei mäßigem bis mittelschwerem Knorpelschaden darstellt. Die jeweilige Anwendung sollte aber eine individuelle Entscheidung sein, welche zwischen dem Patienten selbst und seinem behandelnden Arzt getroffen werden muss. Angesicht der Tatsache des günstigen Verhältnisses zwischen Risiko und Effektivität, ist die intraartikuläre Injektion von Hyaluronsäure Präparaten ins arthrotisch veränderte Kniegelenk Bestandteil der Empfehlungen entsprechender Fachgesellschaften und besitzt daher einen akzeptablen Stellenwert in der konservativen Behandlung der Gonarthrose.

6. Fazit

Ziel der vorliegenden Arbeit war es, die aufgestellte These „Gonarthrose - Die intraartikuläre Hyaluronsäureapplikation ermöglicht eine effektive, konservative Therapie bei mäßigem bis mittelschwerem Knorpelschaden" durch die Auswertung zahlreicher Metaanalysen und Studien kritisch zu diskutieren und anschließend fachgerecht zu beantworten. Das sich hier herausgebildete Ergebnis ist sehr eindeutig. Anhand der verwendeten Literatur lässt sich festlegen, dass die intraartikuläre Applikation von Hyaluronsäure ins arthrotisch veränderte Kniegelenk eine risikoarme, effektive Behandlungsmethode der Gonarthrose ist, die jedoch kostspielig ist und bei der die Wirksamkeit im Voraus nicht eindeutig vorhergesagt werden kann, da sie von zahlreichen Kriterien abhängt. Deshalb sollte der Nutzen dieser Anwendung fallspezifisch für jeden Patienten erneut hinterfragt werden.

7. Ausblick

Vor allem in den letzten zwei Jahrzehnten wurde viel Arbeit in die Forschung und in die Studienanalyse der Wirksamkeit der intraartikulären Hyaluronsäureapplikation gesteckt.

Es existieren mittlerweile zahlreiche Metaanalysen und Artikel, welche ausführliche Definitionen, die Indikation dahinter, die Wirkungsweise des Präparates, eine Anwendungsbeschreibung der Durchführung, sowie die Kontraindikationen festlegen und eine daraus resultierende Wirksamkeit diskutieren. Da einige Faktoren bei dieser Therapieoptionen, wie beispielsweise der Arthrosegrad des Kniegelenkes, der BMI des Patienten, oder das Molekulargewicht des verwendeten Präparates eine bedeutsame Rolle bei der Behandlung spielen, lässt sich bisher kein eindeutiger Fahrplan zur Anwendung und zum Nutzen der IAHA festlegen. Die Entscheidung, welcher Patient ein Kandidat für diese Behandlung sein könnte, bleibt eine individuelle Entscheidung, die zwischen dem behandelnden Arzt und dem Patienten getroffen werden muss. Dem entsprechend sind noch zahlreiche weitere Studien und Analysen notwendig, um für die Zukunft den Nutzen der intraartikulären Injektion von Hyaluronsäure in das arthrotisch veränderte Kniegelenk auszubauen, damit sie anschließend als Therapiemethode fallspezifisch bestmöglich eingesetzt werden kann.

Literaturverzeichnis

1. Auerbach, Babette, (2001). Inaugural-Dissertation: Ergebnisse einer prospektiven randomisierten Studie zur Wirksamkeit hochvernetzter Hyaluronsäure bei der Behandlung der Gonarthrose. Justus-Liebig-Universität Giessen

2. AWMF online - Leitlinien der Deutschen Gesellschaft für Orthopädie und Orthopädische Chirurgie und des Berufsverbandes der Ärzte für Orthopädie und Unfallchirurgie in Abstimmung mit dem Arbeitskreis „Krankenhaus- und Praxishygiene": Intraartikuläre Punktionen und Injektionen, (1998). Abgefragt von https://www.awmf.org/uploads/tx_szleitlinien/029-006l_S1_Hygiene_intraartikulaere_Punktionen_und_Injektionen_2015-08_01-abgelaufen.pdf

3. Bannaru, R.R., Osani, M.C., Vaysbrot, E.E., et al., (2019). OARSI guidelines for the non- surgical management of knee, hip, and polyarticular osteoarthritis, Osteoarthritis and Cartilage 27, 11, 1578 - 1589. Abgefragt von: https://doi.org/10.1016/j.joca.2019.06.011

4. Bhandari, M., Bannuru, R.R., Babins, E.M., (2017). Intra-articular hyaluronic acid in the treatment of knee osteoarthritis: a Canadian evidence-based perspective, Therapeutic Advances in Musculoskeletal Disease, 9(9):231 - 246. Abgefragt von: https://doi.org/10.1177/1759720X17729641

5. de Campos, G.C., de Sousa, E.B., Hamdan, P.C., et al, (2019). Brazilian consensus statement on viscosupplementation of the knee (cobravi), Acta Ortop Bras, 27(4): 230 - 236. Abgefragt von: http://dx.doi.org/10.1590/1413-785220192704218616

6. Engelhardt, M., (2003). Die intraartikuläre Hyaluronsäurebehandlung der Arthrose, Deutsche Zeitschrift für Sportmedizin, Jahrgang 54, Nr. 6, 205 - 208, abgefragt von: https://www.germanjournalsportsmedicine.com/fileadmin/content/archiv2003/heft06/Engelhardt_2.pdf

7. Gelenkklinik, (2021). Hyaluronsäure bei Arthrose und Gelenkentzündung. Abgefragt von: https://gelenk-klinik.de/konservativ/hyaluronsaeure-bei-arthrose.html

8. Heisel, A.L., (2019). *Dissertation*: Hyaluronsäure intraartikulär bei Gonarthrose - Katamnestische Erhebung zur Effizienz. Universität Ulm.

9. *I care Krankheitslehre*. 2. überarbeitete Auflage, (2020). Stuttgart: Thieme, 806 - 808. Abgefragt von: https://doi.org/10.1055/b-006-163256

10. IGeL-Helfer, Intraartikuläre Injektion von Hyaluronsäure, (2006). *Institut für Allgemeinmedizin Frankfurt*, abgefragt von: http://www.allgemeinmedizin.uni-frankfurt.de/lit/igel_Hyaluron_helfer.pdf

11. Niethard, F., Pfeil, J., Biberthaler, P., (2017). *Duale Reihe Orthopädie und Unfallchirurgie*. Hrsg. 8, unveränderte Auflage, Stuttgart: Thieme, 172 - 177. Abgefragt von: https://doi.org/10.1055/b-005-143648

12. Stöve, J., (2018). *AWMF Leitlinie* „Gonarthrose", Registernummer: 033-004, Deutsche Gesellschaft für Orthopädie und Orthopädische Chirurgie (DGOOC), abgefragt von: https://www.awmf.org/uploads/tx_szleitlinien/033-004l_S2k_Gonarthrose_2018-01_1-verlaengert.pdf

13. Webb, D., Naidoo, P., Medical, P., (2018). viscosupplementation for knee osteoarthritis: a focus on Hylan G-F 20, *Dovepress*, Orthopedic Research and Reviews, 10:73 - 81. Abgefragt von: https://doi.org/10.2147/ORR.S174649

Anhang

Vorgang der Literaturrecherche

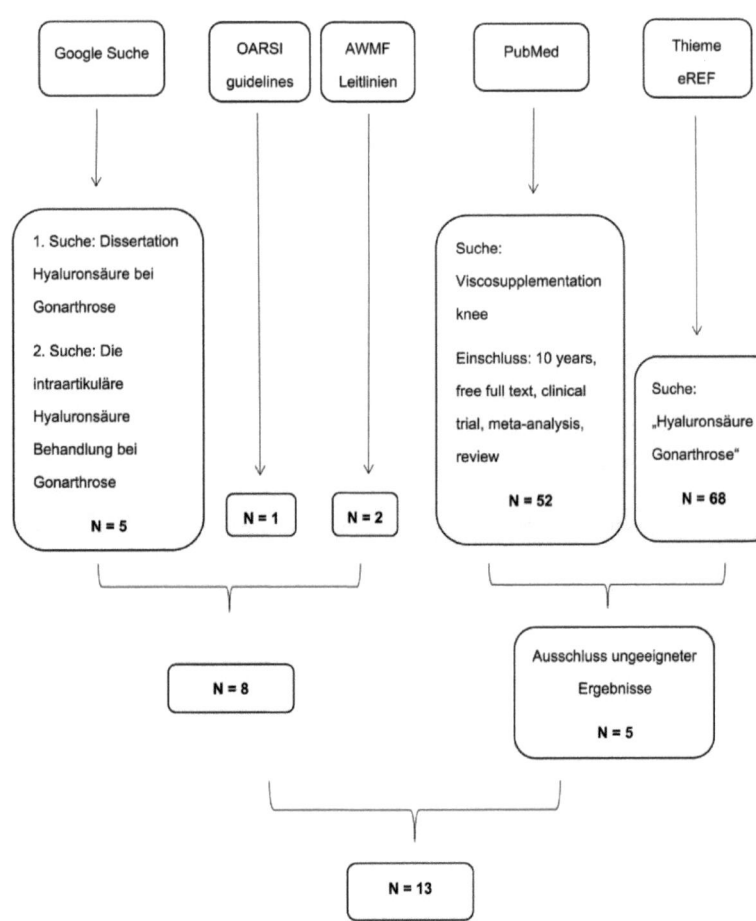

BEI GRIN MACHT SICH IHR WISSEN BEZAHLT

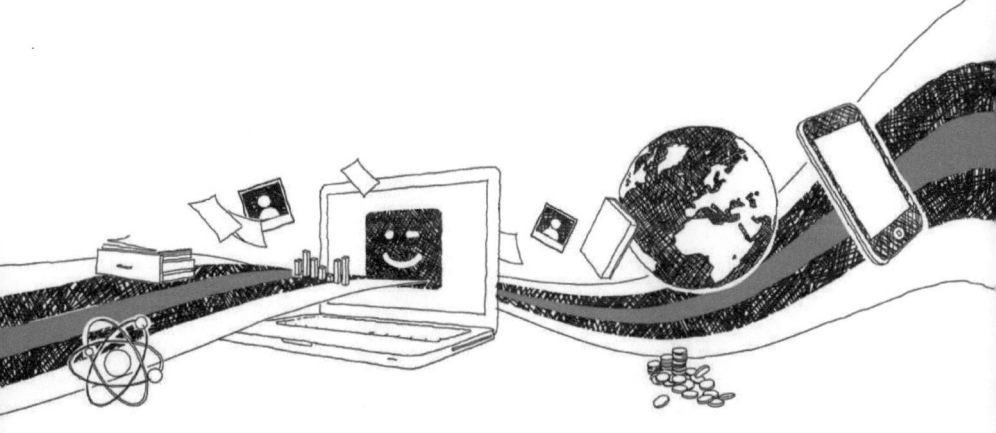

- Wir veröffentlichen Ihre Hausarbeit,
  Bachelor- und Masterarbeit

- Ihr eigenes eBook und Buch -
  weltweit in allen wichtigen Shops

- Verdienen Sie an jedem Verkauf

Jetzt bei www.GRIN.com hochladen und kostenlos publizieren

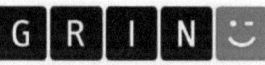